CONSIDÉRATIONS

SUR L'OPÉRATION

DE

LA CATARACTE

ET PARTICULIÈREMENT

SUR LA MÉTHODE EXTRACTIVE

PAR

Le Dʳ J. DUMAZ

Ancien Interne des Hôpitaux de Paris,
Ex - Chef de Clinique ophthalmologique,
Membre de la Société médicale de Chambéry
et Membre correspondant de l'Académie de Savoie.

Août 1875

CHAMBÉRY

IMPRIMERIE MÉNARD, RUE JUIVERIE, HÔTEL D'ALLINGES

1875

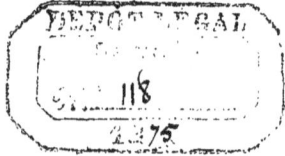

CONSIDÉRATIONS

SUR L'OPÉRATION

DE

LA CATARACTE

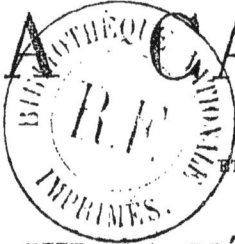

ET PARTICULIÈREMENT

SUR LA MÉTHODE EXTRACTIVE

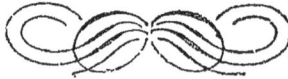

CHAMBÉRY

IMPRIMERIE MÉNARD, RUE JUIVERIE, HÔTEL D'ALLINGES

——

1875

CONSIDÉRATIONS

SUR

L'OPÉRATION DE LA CATARACTE

ET PATICULIÈREMENT

SUR LA MÉTHODE EXTRACTIVE

———

L'opération, qui a pour but de sortir de l'œil le cristallin opacifié, a subi, depuis la première fois où elle fut pratiquée, bien des perfectionnements, tant pour son instrumentation que pour le manuel opératoire. De nos jours, l'enthousiasme pour le procédé de de Græfe commence à s'affaiblir, et certains opérateurs abandonnent même complétement l'incision linéaire combinée avec l'iridectomie, pour revenir au petit lambeau simple. Ces oscillations tiennent à ce qu'aucune des méthodes extractives n'est exempte de reproches.

J'ai l'intention dans ce travail de passer en revue les diverses méthodes d'opérer la cataracte, de montrer leurs inconvénients et d'indiquer celles qui, d'après l'examen des faits et ma propre expérience, étant plus faciles à exécuter, doivent être conseillées à ceux qui désirent rendre la vue au moyen de cette intervention chirurgicale.

Ce fut en 1705 que Brisseau présenta à l'Académie des sciences un mémoire dans lequel il démontrait que la cataracte siége dans le cristallin. Avant lui on croyait (comme le vulgaire l'admet encore aujourd'hui) que cette affection était une pellicule située sur la pupille, et il n'était pas venu à l'idée des chirurgiens de s'assurer que c'est en réalité une altération survenue dans la consistance du cristallin qui lui enlève sa transparence. Le mémoire de Brisseau avait en outre une valeur considérable en démontrant que la lentille oculaire n'est pas absolument indispensable à l'accomplissement de la vue.

Depuis des temps fort anciens, dont il est impossible de fixer la date précise, les chirurgiens (au nombre desquels il faut citer Celse) pratiquaient l'abaissement. Cette méthode opératoire a perpétué à travers les siècles l'opinion que la cataracte était une pellicule. Comme étant la plus ancienne, nous lui réservons l'honneur de la critique.

1° Opération de la cataracte par abaissement.

« La pensée de chasser du champ pupillaire une cataracte dure en l'immergeant dans un milieu tel que le corps vitré, où, loin de se dissoudre, elle peut agir à la manière des corps étrangers, est démontrée si peu rationnelle, dans l'état présent des connaissances cliniques et anatomo-pathologiques, que nous avons sérieusement hésité à décrire cette méthode de traitement. Mais comme, en dépit des fâcheux résultats qu'elle a si souvent donnés, elle a cependant rendu la vue, dans un certain nombre de cas, et comme encore aujourd'hui des chirurgiens la pratiquent, faisant ainsi injure aux progrès accomplis en ophthalmologie, nous sommes contraint de présenter ici un court exposé de ce procédé.

« Les méthodes de discision et d'extraction ont été si ingénieusement modifiées que nous ne croyons pas qu'une seule considération de quelque valeur puisse aujourd'hui déterminer un chirurgien consciencieux et au courant de la science à pratiquer l'abaissement comme méthode exceptionnelle.

« Si les tristes conséquences de l'abaissement ne tardaient pas plus à apparaître que les accidents consécutifs à l'extraction, il est certain que cette méthode serait, depuis longtemps déjà, jugée et complétement délaissée. Mais malheureusement l'inflammation des membranes profondes ne se déclarant en général qu'après le traitement, il est facile de persuader au patient qu'elle est indépendante de l'opération. Que l'on interroge les opérés par abaissement quelques années après l'opération de cette vicieuse méthode, la moitié d'entre eux déclareront avoir perdu de nouveau l'usage de la vue. »

Voilà le procès de la méthode fait et jugé par une autorité dont la compétence ne peut être récusée. Ce sont les paroles de M. de Wecker, extraites de son traité des maladies des yeux, t. II, p. 231, deuxième édition. Inutile dès lors d'insister sur le manuel opératoire et de faire ressortir en outre que les cataractes très-dures peuvent seules être abaissées; celles qui sont molles ou demi-molles ne sont pas susceptibles d'abaissement, et des tentatives faites avec l'aiguille ne feraient que provoquer dans l'œil une affection capable d'anéantir la perception lumineuse.

2° Opération de la cataracte par broiement.

Cette méthode consiste à triturer le cristallin opacifié pour en faciliter la résorption. Elle n'est par conséquent applicable qu'aux cataractes entièrement molles et chez les jeunes sujets parce que l'absorption y est active. Les inconvénients, outre ceux que nous venons de signaler, sont nombreux; les manœuvres pratiquées pour broyer le cristallin déterminent la plupart du temps une inflammation nuisible et les fragments non résorbés obstruent le champ pupillaire; la capsule en se déchirant enveloppe les débris du cristallin et s'oppose à leur disparition. Tous ces motifs d'insuccès ont fait à juste titre délaisser cette méthode et préférer la discision.

3° Opération de la cataracte par discision simple, discision combinée et dilacération.

Quoique cette méthode soit née postérieurement à l'extraction, nous allons l'examiner immédiatement parce qu'elle est, pour ainsi dire, le perfectionnement de celle qui précède. Elle est basée sur le même principe : faire résorber le cristallin, devenu opaque, en ouvrant sa capsule et la mettant en contact avec l'humeur aqueuse de la chambre antérieure. La discision a été érigée en méthode par Conradi (1797).

1° *Discision simple.* — On pratique avec une aiguille à discision une incision de la cristalloïde antérieure de 2 millimètres de longueur sans intéresser trop profondément les masses périphériques de la lentille oculaire. Par cette petite ouverture il s'échappe une petite quantité des masses corticales du cristallin qui s'imbibe, gonfle et se résorbe dans l'humeur aqueuse ; on réitère l'opération jusqu'à résorption complète de la cataracte.

2° *Discision combinée.* — On fait une iridectomie supérieure trois ou quatre semaines avant de soumettre la cataracte à la discision. Cette opération préliminaire a pour but de restreindre l'étendue du contact entre les masses cataracteuses et l'iris, de prévenir ainsi le rétrécissement de la pupille, et de s'opposer à l'augmentation de la pression intra-oculaire quand le gonflement des portions cristalliniennes échappées par la discision se produit trop rapidement.

Ces deux procédés, très-faciles à exécuter, qui ne sont applicables qu'à certaines cataractes chez des jeunes sujets, ne sont pas exemptes de reproches. Une incision trop étendue ou trop profonde pratiquée à la capsule cristallinienne expose à un gonflement trop rapide de la lentille oculaire et aux phénomènes glaucomateux et inflammatoires qui en sont la conséquence. D'autre part, la résorption peut s'arrêter soit que la cataracte se trouve moins molle qu'on ne le croyait, soit qu'elle possédât un noyau rendu invisible par les couches corticales atteintes seules de consistance laiteuse.

D'une façon générale, cette méthode n'est applicable que chez les enfants en bas âge atteints de cataracte molle ou congénitale.

3° *Dilacération.* — Cette méthode est réservée aux cataractes secondaires et aux siliqueuses; ces dernières sont ordinairement consécutives à des traumatismes et sont constituées par une couche opaque renfermée entre les deux cristalloïdes rapprochées l'une de l'autre, épaissies et d'apparence parfois nacrée. Ces cataractes pourraient être opérées par l'extraction linéaire, mais il est préférable d'arriver au même résultat avec moins de danger à courir.

On procède avec deux aiguilles à discision très-fines. La pupille ayant été préalablement dilatée, on introduit les deux pointes dans la partie centrale de l'opacité, et les écartant en même temps, on déchire et ramène vers les bords de la pupille les lambeaux produits. On peut y revenir à plusieurs fois sans aucun danger sérieux.

Résumons ce qui précède; des trois méthodes d'agir sur le cristallin opacifié basées sur son déplacement ou sa résorption sur place, deux procédés seuls méritent d'être conservés : ce sont la discision et la dilacération. L'abaissement et le broiement sont absolument défectueux. La discision combinée et la dilacération offrent de grands avantages sans présenter beaucoup de difficultés. La première est réservée aux cataractes de l'enfance, la seconde aux cataractes secondaires et aux siliqueuses, et ne conviennent par conséquent qu'à des cas exceptionnels. L'extraction seule s'applique, comme nous l'allons voir, à la généralité des cristallins opacifiés.

4° **Opération de la cataracte par aspiration**.

Au lieu d'attendre la résorption du cristallin opacifié mis en contact avec l'humeur aqueuse, Laugier, en France, et Bowman, en Angleterre, ont pratiqué son aspiration immédiate avec une seringue construite à cet effet. On ne voit pas l'avantage de ce procédé sur la discision combinée ou l'extraction linéaire simple, tandis qu'on comprend l'inconvénient d'une succion sur la circulation des membranes profondes de l'œil. Cette méthode est abandonnée aujourd'hui.

5° **Opération de la cataracte par extraction**.

Deux ou trois ans après le mémoire de Brisseau sur la nature de la cataracte, Saint-Yves et Pourfour du Petit pratiquèrent l'ouvertnre de la cornée pour sortir des cristallins tombés dans la chambre antérieure; mais ce ne fut que vers 1752 que Daviel vulgarisa l'extraction. Voici comment il procédait : il incisait la partie inférieure de la cornée avec un couteau analogue à nos couteaux lancéolaires, élargissait ensuite la section avec un couteau semblable mais émoussé et terminait la plaie avec des ciseaux. Cette section très-périphérique remontait de un à deux millimètres au-dessus du diamètre horizontal de la cornée. Il renversait ce large lambeau avec une spatule, ouvrait la capsule avec une aiguille, et facilitait l'issue du cristallin au moyen de sa curette. Ses successeurs, Richter, Wenzel et Beer, perfectionnèrent les instrutruments et modifièrent le lieu d'élection de la kératotomie; puis d'autres agrandirent la voie pratiquée pour la sortie du cristallin. De Grœfe inventa l'extraction linéaire combinée à l'iridectomie, d'autres revinrent aux procédés à lambeau, etc. Aujourd'hui nous nous retrouvons en présence de plusieurs procédés d'extraction.

1° Extraction à lambeau simple.

(Procédé de Daviel.)

Les paupières étant maintenues écartées et l'œil fixé avec la pince par un pli de la conjonctive, on taille dans la cornée, avec le couteau de Beer ou celui de Zehender, un lambeau qui intéresse la moitié de cette membrane et dont le bord est placé à un millimètre en deçà de la sclérotique, d'après l'ancienne méthode. D'après la méthode nouvelle, pratiquée par Jacobson, on détache le lambeau à la jonction de la cornée avec la sclérotique. La kératotomie peut être faite en haut ou en bas, mais pratiquée en bas elle facilite l'opération.

Après ce premier temps, l'opérateur ouvre la capsule avec le kystitome. Il lui reste ensuite à faire sortir la cataracte en exerçant de douces pressions sur le globe oculaire. Puis on débarrasse la pupille des masses corticales et on fait le pansement.

EXTRACTION A LAMBEAU SIMPLE.

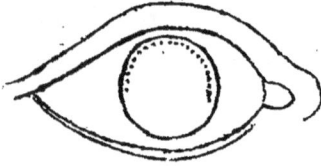

Fig. 1. La ligne ponctuée à 1 millim. en deçà de l'union de la cornée avec la sclérotique, indique le bord de la plaie dans la kérarotomie supérieure.

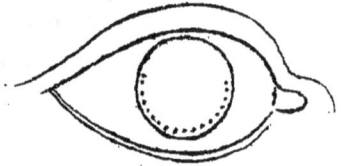

Fig. 2. Id. pour la kératotomie inférieure.

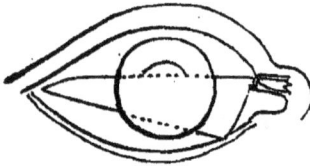

Fig. 4. Le couteau de Zehender taillant le lambeau à l'union de la cornée avec la sclérotique d'après la méthode de Jacobson.

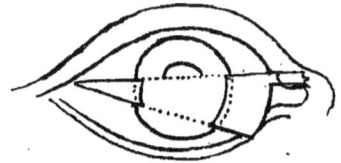

Fig. 3. Le couteau de Beer détachant le lambeau cornéen d'après l'ancienne méthode de Daviel.

Revenons sur chacun des temps de cette extraction :

1° *Kératotomie.* — La section avec le couteau triangulaire est difficile : il faut détacher le lambeau d'une seule fois, en le transportant de droite à gauche, sans revenir en arrière. Le point d'entrée et celui de sortie doivent être dans une position symétrique placée à un millimètre au-delà du méridien horizontal de la cornée ; il faut faire pénétrer l'instrument parallèlement au plan de l'iris. Si l'on dirige la pointe en avant pour la ramener ensuite en arrière, au point indiqué pour la contre-ponction, on risque de faire échapper une partie de l'humeur aqueuse et de blesser l'iris en achevant la section. La kératotomie inférieure ou supérieure est d'une exécution délicate, soit qu'on détache la cornée à son union à la sclérotique ou à un millimètre en deça; on peut dire que le maniement du couteau triangulaire exige une grande habitude. L'incision intéresse plus de la moitié de la phériphérie de la cornée, c'est-à-dire deux millimètres de moins que le diamètre de la cornée elle-même.

Certains opérateurs, pour atténuer les effets de la diminution brusque de la tension oculaire sur une grande étendue, n'achèvent pas la section du lambeau et laissent un petit pont de cornée qu'ils tranchent après avoir ouvert la capsule avec le kystitome.

2° *Kystitomie.* — L'étendue considérable de l'ouverture qui est pratiquée à l'œil oblige l'opérateur à cesser de maintenir l'œil fixé avec la pince avant qu'il ait achevé la section de son lambeau; aussi l'ouverture de la capsule est-elle un point très-délicat : il faut suivre tous les mouvements de l'œil du patient. Ceux qui ont pratiqué cette opération savent la difficulté que l'opéré éprouve à tenir son œil immobile et les dangers que court le résultat opératoire, par le fait d'un mouvement brusque de l'organe au moment où il se sent toucher par l'instrument. Si le lambeau a été taillé en haut, l'introduction du kystitome est encore plus difficile parce que le malade cache ordinairement sa prunelle sous la paupière supérieure. Ces difficultés sont augmentées encore par la crainte d'accrocher l'iris avec le kystitome.

La possibilité de luxer le cristallin en ouvrant la capsule est rendue ici plus probable, précisément à cause du
manque de fixation de l'œil et de l'immense ouverture
qu'on a pratiquée à sa partie antérieure. Aussi vaut-il
mieux ouvrir la cristalloïde avant d'achever le pont terminal du lambeau.

Pour terminer la section en coupant ce pont terminal,
il faut introduire un couteau mousse et sectionner avec
beaucoup de ménagement parce que la cataracte peut
s'échapper brusquement.

3° *Expulsion de la cataracte.* — L'issue du cristallin
s'obtient avec de douces pressions sur le globe oculaire
par l'intermédiaire de la paupière ou avec la curette de
Daviel; mais elle est très-délicate à cause des efforts né-
cessités pour faire franchir à la lentille oculaire l'ouverture pupillaire et à cause aussi des dimensions énormes
de la plaie. Enfin la coaptation du lambeau se fait parfois
assez mal.

Les reproches qu'on peut adresser à cette méthode
sont donc : difficulté de tailler le lambeau, impossibilité de
fixer l'œil après la kératotomie, kystitomie très-difficile,
ouverture trop grande, qui rend les pressions sur le
globe de l'œil très-dangereuses. Dans l'ancienne méthode
non-seulement l'ouverture de la plaie cornéenne est très-
étendue, mais encore elle est étroite ; l'incision de Jacobson vaut mieux, sans cependant amoindrir les autres
inconvénients, relatifs à l'étendue de l'incision, qui dépasse
toujours de deux millimètres la moitié de la circonfé-
rence cornéenne.

En somme, nous concluons que l'extraction simple au

moyen d'un grand lambeau, laisse beaucoup à désirer comme facilité d'exécution.

2° Extraction à lambeau combinée.

La difficulté de pratiquer l'iridectomie sur un œil où l'on a taillé un grand lambeau cornéen, comme le montrent les figures 1 et 2, a fait adopter la section de l'iris pratiquée quelques semaines avant l'extraction du cristallin.

Mais d'abord pourquoi couper l'iris ? La statistique a semblé démontrer que les succès sont plus nombreux quand l'iridectomie a été pratiquée.

Ainsi, nous nous trouvons en présence de deux procédés : le premier consiste à tailler un lambeau en bas, à retrancher un tiers au moins du diaphragme irien et à sortir la cataracte. Il offre toutes les difficultés signalées plus haut, c'est-à-dire faire une chose délicate sur un œil qu'on ne peut pas maintenir fixé. Ce n'est pas tout : l'iridectomie pratiquée en bas gêne beaucoup l'œil sous le rapport optique. On pourrait retrancher la partie supérieure du diaphragme irien, celle qui est cachée sous la paupière supérieure ; pour cela il faudrait faire également la kératotomie supérieure ; cette exécution est encore plus difficile. Le patient cache constamment son œil sous la paupière supérieure, et comme le grand lambeau s'oppose à la fixation du globe sous peine de faire rompre la zone de Zinn, ce procédé est plus défectueux encore.

Le second consiste à faire un mois auparavant l'iridectomie à la partie supérieure ; il a le grave inconvénient de soumettre un œil à deux traumatismes et le malade a une attente pénible.

Pour notre compte, nous qui avons à opérer des malades indociles, des paysans qui ne comprennent pas toute l'importance de la docilité qu'on exige d'eux pendant ces opérations délicates, nous qui connaissons les funestes conséquences du prolapsus du corps vitré dans les méthodes à grands lambeaux, nous rejetons ces procédés; nous recherchons ceux qui donnent le plus de sécurité pour l'opérateur et le moins d'inconvénient pour l'indocilité du patient.

EXTRACTION A GRAND LAMBEAU COMBINÉE.

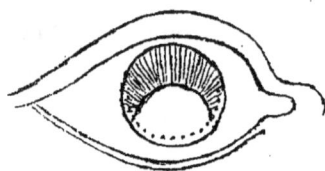

Fig. 5 La ligne ponctuée indique l'endroit où le lambeau a été taillé sur la cornée, l'iridectomie a été pratiquée à la partie inférieure.

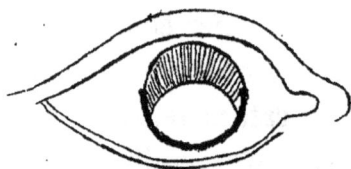

Fig. . Incision de Jacobson combinée à l'iridectomie.

Quelques opérateurs ont eu la pensée d'obtenir de meilleurs résultats optiques, pour leurs opérés de cataracte, en extrayant la lentille avec sa capsule.

L'opération est faite comme nous l'avons exposée ci-dessus; grand lambeau taillé à la partie inférieure de la cornée, iridectomie également large; à ce moment on introduit une curette large et plate derrière la face postérieure de la lentille oculaire et on retire la curette avec celle-ci collée dans sa concavité.

Cette modification opératoire donne d'excellents résultats optiques, mais elle fait subir à l'œil une perte assez notable du corps vitré, ce qui l'expose au décollement rétinien ou aux hémorrhagies rétiniennes soit immédiatement, soit consécutivement.

Ce reproche grave nous fait rejeter, comme nous l'avons dit, la méthode extractive au moyen de grands lambeaux, non parce qu'elle ne peut pas donner d'excellents résultats dans des mains habiles et exercées, mais parce que les succès sont trop difficiles à obtenir. Les procédés que nous allons examiner sont d'une exécution plus facile.

3° Opération de la cataracte par extraction linéaire simple.

On pratique avec un couteau lancéolaire droit ou coudé une incision à la cornée, longue de six millimètres environ et située à deux millimètres de distance de l'anneau sclérotical, sur le milieu de son rayon transversal externe. On va ouvrir la capsule avec le kystitome et avec la curette de Daviel on fait sortir l'émulsion cristallinienne. La petite étendue de la plaie indique assez que ce procédé n'est applicable qu'aux cataractes molles des adultes. Si un noyau qu'on n'avait pas prévu se montre au centre de la lentille oculaire, il faudrait agrandir l'incision de la cornée pour l'extraire.

Comme on le voit, tout est facile dans cette méthode : il faut vraiment une main inexpérimentée pour obtenir de graves accidents ; mais aussi l'extraction linéaire dans sa simplicité ne convient-elle qu'à une seule espèce de cataractes, les cataractes complétement molles sans noyau.

Fig. 7. Le couteau lancéolaire est plongé dans la chambre antérieure et fait une incision linéaire à la cornée.

4° Opération de la cataracte par extraction linéaire combinée.

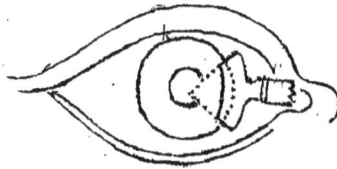

En 1859, Desmarres essaya de généraliser l'extraction par l'incision linéaire, en pratiquant le broiement de la cataracte consistante contre la face postérieure de la cornée, à l'aide d'une curette. Cette manière de faire donna à de Grœfe l'idée de joindre l'iridectomie à l'extraction linéaire et d'augmenter les dimensions de l'incision en la reportant, aussi périphériquement que possible, dans le limbe sclérotical.

Cette particularité anatomique, que la chambre antérieure n'a pas sa limite à l'union de la cornée avec la sclérotique, mais à un millimètre en dehors, permet d'y introduire un instrument tranchant en pénétrant à un millimètre en dehors de l'anneau de la cornée, dans le blanc de la sclérotique.

De Grœfe fut obligé de se servir d'un couteau très-effilé ; voici comment il procéda et fixa le manuel opératoire :

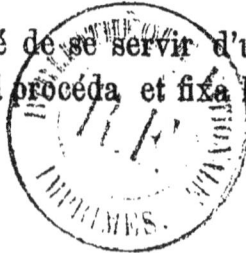

Le couteau, dirigé la pointe en bas et le plat en avant, est introduit au point B, aussi périphériquement que possible dans la chambre antérieure, comme s'il devait ressortir en C ; la pointe, parvenue vers le milieu de la pupille, est ramenée derrière le limbe conjonctival au point A, et on exécute la contre-ponction, puis on sectionne par des mouvements alternatifs de va-et-vient en se rapprochant du bord de la cornée. Les points B et A sont à un millimètre en dehors de l'anneau cornéen et sont à neuf millimètres l'un de l'autre. On voit tout de suite que cette incision a des bords moins étendus et une ouverture plus considérable que les procédés à lambeaux, notamment que celui où la section est faite à un millimètre en deça de la périphérie de la cornée. (Fig. 1.)

L'incision achevée, l'opérateur passe la pince à fixation à un aide et sectionne l'iris, qui est venu s'offrir lui-même entre les lèvres de la plaie.

L'opérateur reprend la pince qui fixe l'œil, ouvre la cristalloïde et fait sortir la cataracte avec la curette de Daviel. Après avoir débarrassé la pupille des masses corticales, il fait le pansement.

EXTRACTION LINÉAIRE COMBINÉE.

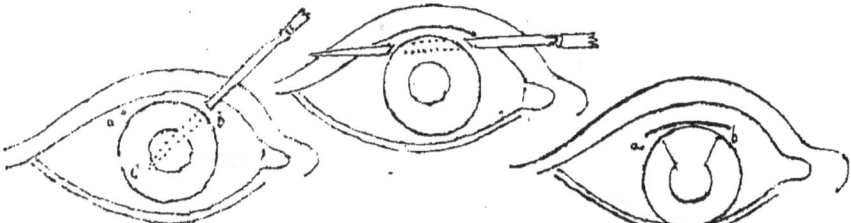

Fig. 8. B ponction, A la contre-ponction, E, couteau dans la position de son introduction.

Fig. 9. E couteau ayant exécuté la contre-ponction et exécutant l'incision.

Fig. 10. A B incision linéaire avec iridectomie.

Examinons en détail la valeur de ce procédé qui fut un grand perfectionnement.

1° *Incision*. — Au premier aspect on constate que les bords de l'incision, tout en ayant moins d'étendue, limitent une ouverture plus grande que celle pratiquée dans l'ancienne méthode du procédé à lambeau ; c'est une condition favorable au passage des cataractes volumineuses et dures. L'ouverture pratiquée à l'œil, ayant de petites dimensions et une forme presque linéaire, rend, moins dangereuses, les pressions exercées sur le globe oculaire, parce que la tension intérieure de l'œil est maintenue. On peut conserver l'œil fixé avec une pince, sans aucun danger, et sans crainte de voir se produire le prolapsus du corps vitré, sous l'influence des contractions musculaires, exécutées involontairement par le malade.

Ce premier temps n'échappe pas à la critique.

L'introduction du couteau, suivant la direction B C, a pour but de gagner en ouverture sur l'épaisseur même de la cornée, mais ce mouvement de bascule exécuté dans la chambre antérieure est un temps difficile ; il expose à accrocher l'iris. La contre-ponction présente aussi quelque inconvénient : la pointe de l'instrument doit disparaître dans le limbe sclérotical de la chambre antérieure ; on est exposé à sortir trop en dehors de la sclérotique, à intéresser le corps ciliaire et à faciliter la rupture de la zone de Zinn en ce point, et par conséquent le prolapsus du corps vitré. Cet accident est aussi à redouter quand on achève la section en s'éloignant trop de la cornée. Il y a avantage à terminer l'incision en se rapprochant de l'anneau cornéen, car on évite le lambeau conjonctival qui peut gêner, et il reste plus de surface résistante à opposer à la tension intra-oculaire.

2° *Iridectomie.* — L'iridectomie doit se faire au ras de la plaie pour éviter l'enclavement; elle se fait facilement puisque l'œil est maintenu immobile avec la pince à fixation.

3° *Kystitomie.* — La kystitomie est un temps délicat, comme toutes les fois qu'elle a été précédée de la résection de l'iris; mais encore ici l'opérateur peut la faire avec toute la lenteur et la délicatesse nécessaires, puisque l'œil n'est point livré à lui-même, comme dans la méthode à lambeau.

4° *Expulsion.* — L'issue de la cataracte s'obtient facilement si l'incision a été bien faite et bien proportionnée, avec de très-légères pressions, à l'aide de la curette de caoutchouc, sur la partie inférieure de l'œil.

5° *Suites opératoires.* — Les suites de l'opération sont des plus simples; la coaptation et la cicatrisation se font très-vite, quand il n'est pas resté la moindre portion d'iris pincée entre les lèvres de la plaie.

L'iridectomie, cachée en grande partie par la paupière supérieure, donne beaucoup moins d'éblouissement que dans le procédé à lambeau inférieur combiné à l'iridectomie.

Mais le point capital, celui d'où dépend le succès, c'est l'incision. Elle est réellement difficile, et quoique cette méthode soit supérieure à ses aînées, il n'est pas étonnant que les opérateurs aient essayé d'aplanir les difficultés de la section linéaire. Car, trop périphérique, elle expose au prolapsus du corps vitré; trop rapprochée de l'anneau cornéen, elle devient insuffisante; et l'expulsion peut se compliquer de divers accidents, tels que l'inflammation des bords de la plaie, ou l'issue de l'humeur vitrée avant la sortie du cristallin.

L'étroitesse de l'ouverture rend le prolapsus du corps vitré peu important et beaucoup moins grave que dans le procédé à lambeau. C'est la facilité de la guérison qui a surtout fait le succès de cette méthode.

5° Opération de la cataracte par extraction à petit lambeau combinée.

Bien faire l'incision, tel est le point capital du procédé de de Grœfe, mais cela est sans contredit difficile. Aussi les chirurgiens n'ont pas tardé à le rendre plus accessible à tout le monde. Ils ont rapproché l'incision de l'anneau sclérotical en l'agrandissant; ils ont fait un lambeau à la cornée, en détachant le tiers supérieur de cette membrane à son union à la sclérotique. Le couteau entre horizontalement au point A et sort au point B, sectionne parallèlement à l'iris par des mouvements successifs de va-et-vient. L'iris est réséqué et, après l'ouverture de la capsule, la cataracte n'a point de mouvement de bascule à exécuter pour sortir, elle est juste au-dessous et parfaitement dans l'axe de la voie qui lui est ouverte. Cette voie est assez large; l'étendue des bords de l'incision cornéenne, quoique supérieure à la section linéaire de de Grœfe, n'est cependant point exagérée: la coaptation des lèvres de la plaie s'obtient facilement, l'enclavement de l'iris est moins fréquent. Le mouvement de bascule du couteau dans la chambre antérieure est supprimé; la ponction et la contre-ponction sont d'une exécution plus facile, parce que l'opérateur suit pendant tout le temps son instrument sans le perdre de vue.

Aussi le procédé du petit lambeau fit-il rapidement de nombreux partisans.

EXTRACTION A PETIT LAMBEAU COMBINÉE.

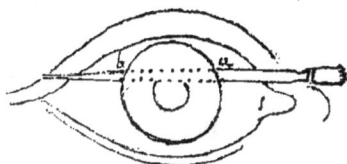

Fig. 11. Le couteau après la contre-ponction.

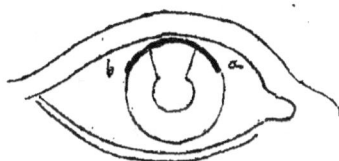

Fig. 12. A B la section à petit lambeau et l'iridectomie.

Ce procédé a eu l'immense avantage de donner autant de succès que le procédé linéaire et de réclamer pour son exécution une habileté moins accomplie. La statistique la meilleure obtenue par ce procédé compte 10 0/0 de pertes absolues pour les organes opérés.

6° Opération de la cataracte par extraction à lambeau périphérique simple.

(PROCÉDÉ DE DE WECKER.)

Dans une séance du mois de mai 1875 de l'Académie des sciences, M. de Wecker s'exprimait ainsi : Un procédé opératoire parfait aura donc à remplir les desiderata suivants :

« La section doit être placée dans les meilleures

conditions de coaptation et de cicatrisation; elle doit par conséquent occuper la jonction de la cornée avec la sclérotique.

« Cette section doit permettre une sortie facile et complète du cristallin sans iridectomie.

« Les enclavements et prolapsus de l'iris, auxquels, plus que toutes les autres, prédisposent les sections périphériques, doivent, autant que possible, être évitées.

« Il ne faudra pas obtenir, comme dans le procédé de Daviel, certains avantages au prix d'un nombre aussi considérable d'insuccès. A ces desiderata me paraît répondre le procédé opératoire que nous indiquons ci-après.

« Premier temps. — L'aide relève avec le doigt la paupière supérieure, ou fait usage d'un écarteur avec lequel il tient les paupières suspendues au-dessus du globe de l'œil. L'opérateur, après avoir fixé l'œil avec une pince, près du milieu du bord interne de la cornée, détache très-exactement le tiers supérieur de cette membrane dans sa jonction avec la sclérotique. Il forme ainsi, sur une cornée de 12 millimètres de diamètre, un lambeau de 4 millimètres de hauteur et de 11 mil^{m}32 de base. Dès que la contre-ponction est faite et que l'iris ne peut plus se porter, sur le tranchant du couteau, l'opérateur dépose la pince à fixation et achève la section sans former de lambeau conjonctival. La section terminée, on laisse tomber la paupière supérieure et l'on retire l'écarteur.

« Deuxième temps. — On recouvre l'œil avec une éponge froide et on laisse le malade se reposer. On procède ensuite à l'ouverture de la capsule du cristallin, pendant que l'on tient soi-même la paupière supérieure.

« Troisième temps. — L'aide reprend la paupière supérieure et l'opérateur, en même temps qu'il refoule, avec la paupière inférieure, le cristallin vers l'ouverture pratiquée à l'œil, déprime, au moyen d'une mince spatule en caoutchouc, la lèvre supérieure de la section et l'insertion périphérique de l'iris, de façon à décoiffer le cristallin de l'iris, qui tend à l'envelopper au moment de sa sortie.

« Quatrième temps. — On procède au nettoyage de la pupille, pendant lequel on ne se préoccupe aucunement du prolapsus de l'iris pas plus qu'on a eu à en tenir compte pendant le deuxième et le troisième temps de l'opération. L'œil paraissant complétement débarrassé de tout débris de cataracte, si l'iris n'est pas rentré de lui-même dans l'œil, on réduit le prolapsus au moyen de la petite spatule, que l'on fait doucement glisser à plat dans la plaie en repoussant l'iris devant elle.

« Cinquième temps. — La partie supérieure de l'iris occupant la chambre antérieure, on distille deux à trois gouttes d'une solution de sulfate neutre d'éserine (0,05 pour 10 gr.), et l'on attend cinq minutes, jusqu'à ce que l'action du myotique se produise et que la pupille se resserrant, l'iris ne présente plus la moindre tendance à remonter vers la section lorsqu'on engage le malade à regarder en bas.

« Le bandeau compressif est alors appliqué. Il est prudent d'ôter le bandeau deux heures après et de réinstiller de l'éserine. Par l'emploi de cette forte solution d'éserine, on obtient un myosis considérable, qui dure plus de vingt-quatre heures, temps suffisant pour la réunion de la plaie, de façon qu'on peut alors recourir au mydriatique, sans avoir à craindre un enclavement de l'iris. »

Ce procédé opératoire n'est pas exempt de reproches, à notre avis. Laissons de côté les détails insignifiants et les modifications peu importantes : 1° faire relever les paupières avec le doigt d'un aide, 2° lâcher la fixation de l'œil au milieu du premier temps. La différence capitale entre la manière d'opérer, décrite par M. de Wecker, et la méthode à petit lambeau combinée, est l'absence d'iridectomie ; tout est là. L'incision est la même (v. fig. 12), mais celle-ci achevée, il faut que le cristallin repousse devant lui l'iris, qu'on le décoiffe de cette membrane et qu'il passe à travers l'ouverture pupillaire.

Une fois la cataracte dehors, il s'agit de faire rentrer l'iris dans l'œil pour qu'il ne s'enclave pas dans la plaie. Voilà les deux conditions importantes dont à tout prix il faut obtenir la réalisation pour un bon succès. La première dépend de l'opérateur et, disons-le tout de suite, elle est délicate ; la seconde réside dans l'action de l'éserine. Arrêtons-nous un instant sur chacune d'elles.

L'expulsion du cristallin à travers la pupille et coiffé par le segment supérieur de l'iris est une chose délicate ; facile il est vrai pour les cataractes molles, mais laborieuse pour les dures.

Notons que pendant ce temps l'œil n'est point fixé, on est obligé de suivre l'organe ; en effet, on ne peut pas le maintenir fixé avec la pince pendant ce temps, puisqu'il faut d'une main exercer la pression sur le globe de l'œil et de l'autre agir avec un instrument sur l'iris. D'autre part, les malades indociles et susceptibles sont malheureusement plus nombreux que ceux qui sont peu sensibles à la douleur.

La condition la plus difficile à réaliser, c'est de faire rentrer la hernie de l'iris avec la solution d'éserine. Nous avons toujours remarqué qu'après une opération, l'éserine comme l'atropine, influencent peu le diaphragme irien. Sont-elles absorbées imparfaitement ? Le traumatisme, en supprimant la chambre antérieure, détruit-il les conditions d'action de ces médicaments ? nous ne pouvons le [dire, mais le fait est celui-là. Ajoutons que chez les vieillards l'iris est très-paresseux. On peut encore supposer que le collyre ait été mal préparé, que le sulfate d'éserine ne provienne pas d'une pharmacie consciencieuse, choses très-admissibles en province, et voilà le succès d'une opération qui est à la merci d'une goutte d'eau.

Les deux reproches que nous formulons atteignent le procédé dans ce qu'il ambitionnait : exécution plus facile et coaptation régulière du lambeau, car la hernie de l'iris entre les lèvres de la plaie, sans nuire beaucoup au résultat de l'opération, porte atteinte cependant au succès optique.

7º Opération de la cataracte par extraction à incision médiane.

(Procédé belge ou de Lebrun.)

Les paupières étant maintenues écartées avec le blépharostat, et l'œil fixé avec la pince, l'opérateur fait la ponction et la contre-ponction à la jonction de la cornée avec la sclérotique, à 2 millim. au-dessus du méridien horizontal, et coupe la cornée de façon à sortir le couteau au niveau du bord supérieur de la pupille moyennement dilatée.

EXTRACTION A INCISION MÉDIANE, PROCÉDÉ BELGE.

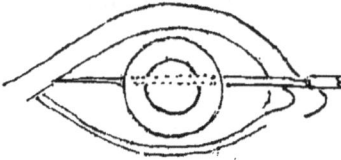

Figt 13. Le couteau après la contre-ponction.

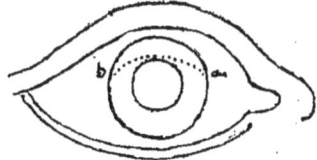

Fig. 14. Incision indiquée par la ligne ponctuée A B.

Le couteau est introduit facilement dans la chambre antérieure, car on le suit constamment dans sa marche. Le plat de la lame est d'abord parallèle à l'iris, mais à mesure qu'il coupe, par des mouvements successifs de va-et-vient, le tranchant est ramené en avant au niveau supérieur de la pupille moyennement dilatée. Ce temps est des plus faciles ; il n'y a aucun accident à redouter et aucune difficulté à surmonter.

L'opérateur pose le couteau, ouvre la capsule et alors il peut, ou enlever l'écarteur, saisir avec un pouce la paupière supérieure pour appuyer sur le segment supérieur de la cornée et exercer des pressions sur le globe oculaire avec l'autre pouce à travers la paupière inférieure pour chasser la cataracte ; ou bien il peut, sans lâcher l'œil fixé par la pince, exercer sur la partie inférieure du globe de l'œil des pressions au moyen de la curette en caoutchouc pour expulser le cristallin. Rien n'est plus facile que de faire sortir la cataracte sans hernie de l'iris. La hernie de l'iris est l'exception, et ne peut se produire que quand l'incision a été trop périphérique.

Il n'y a qu'une chose à redouter, c'est de pousser le cristallin durci dans sa totalité par des pressions exagérées trop en haut, de manière à ce que son bord ne s'engage pas dans l'incision. C'est pour cela que nous préférons l'expulsion avec la première manière, l'écarteur étant enlevé, en se servant des paupières à travers lesquelles on exerce des pressions, parce que la pression produite sur le segment supérieur empêche la cataracte dure de se luxer en haut. Cela n'a pas lieu pour les cataractes demi-molles parce que les masses corticales sont les premières à montrer le chemin au noyau.

Du reste, se luxerait-elle en haut que la pression supérieure la ferait s'engager par son bord inférieur, et sa sortie serait peut-être suivie d'un petit prolapsus du corps vitré qui n'aurait aucune gravité.

L'incision médiane est cachée par la paupière supérieure et ne s'aperçoit pas; la coaptation des lèvres de la plaie se fait très-bien sous le bandeau compressif, et l'œil guérit aussi vite que par le procédé de de Græfe.

Reprenons tous les reproches faits aux autres méthodes :

Premier temps. — Dans le procédé de Lebrun, l'incision est facile : tandis que nous avons montré que la section de la cornée avec le couteau triangulaire de Beer ou celui de Zehender, soit dans le procédé de Daviel, soit dans celui de Jacobson, doit être faite d'un seul coup en se tenant parallèlement à l'iris, sans hésitation pour la contre-ponction, parce que l'humeur aqueuse peut sortir et l'iris se placer devant l'instrument. L'issue prématurée de l'humeur aqueuse n'est pas la seule raison pour que la ponction et la contre-ponction soient dans une position symétrique, cette condition est encore exigée pour que le lambeau soit taillé régulièrement et d'une coaptation facile.

L'incision de de Grœfe présente des difficultés qui n'existent ni dans l'incision médiane ni dans le procédé à petit lambeau périphérique. Entrer à 1 millim. en dehors de la cornée, basculer dans la chambre antérieure, ressortir dans le limbe sclérotical à 1 millim. en dehors de la cornée, est un temps qu'on n'arrive à bien exécuter qu'à la longue et au prix de plusieurs insuccès. C'est en outre s'exposer à pratiquer une incision ou trop périphérique et à voir sortir l'intérieur de l'œil, parce qu'il n'est plus soutenu, ou une incision trop étroite, qui ne livre pas facilement passage à la cataracte.

L'incision médiane de Lebrun ne le cède en rien aux autres sections cornéennes pour la grandeur de l'ouverture.

En prenant la ponction et la contre-ponction à la limite de la cornée, à 2 millim. au-dessus du méridien horizontal, l'ouverture a 12 millim. de diamètre, et, en décrivant un lambeau central, dont le sommet correspond au bord supérieur de la pupille moyennement dilatée, on donne, aux lèvres de la plaie, une étendue qui ne dépasse certainement pas celle du procédé à petit lambeau périphérique.

Ainsi, l'avantage du procédé belge (Fig. 14) sur les incisions à grand lambeau est incontestable, et comparé à la méthode linéaire combinée de Grœfe, il a pour lui l'exécution plus facile.

Deuxième temps. — La kystitomie faite après l'incision médiane n'offre aucun écueil comme dans toutes les extractions où la fixation de l'œil avec la pince peut être faite sans danger. L'instrument va sans peine ouvrir la capsule, il a moins de chemin à faire. A peine a-t-il traversé la plaie qu'il est dans la pupille, tandis que, dans tous les autres procédés, il faut qu'il chemine entre la cornée et l'iris, ou entre la cornée et la cataracte quand l'iridectomie a été pratiquée, ce qui expose à faire basculer celle-ci et rompre la zone de Zinn.

Troisième temps. — Dans le procédé Lebrun, la suppression de l'iridectomie est un avantage pour deux motifs : d'abord parce que c'est une simplification, ensuite parce que l'opérateur n'a pas besoin d'aide, pouvant avec le blépharostat écarter les paupières dans de bonnes conditions. Quand on songe aux dangers de la résection de l'iris, dans les procédés à grand lambeau combinés, à la facilité de son enclavement dans le procédé de de Grœfe, on est fort heureux de n'avoir pas à se préoccuper de cet organe.

Le rôle important que le sulfate d'éserine joue dans le procédé à petit lambeau périphérique de de Wecker, où il y a toujours hernie du diaphragme irien, est supprimé dans l'extraction par l'incision médiane.

Dans ce dernier procédé d'extraction, si parfois, aussitôt après la sortie de la cataracte, une partie du bord libre de l'iris restait pincé entre les lèvres de la plaie, il suffirait de laisser reposer l'œil, et de faire, à tra-

vers les paupières fermées, de douces frictions avec l'é-
ponge fine humectée, pour obtenir la contraction du
sphincter et la rentrée du peu qui serait resté dehors. Si
cependant une partie persistait entre les lèvres de la plaie,
il faudrait la retrancher, l'enclavement cesserait et la pupille serait un peu déformée.

On instille quelques gouttes d'atropine avant de re-
mettre le bandeau compressif; l'humeur aqueuse se re-
nouvelant assez vite, au bout d'une heure ou deux son
accumulation entre l'iris et la cornée fait cesser tout point
de contact entre la plaie et le bord pupillaire.

Quatrième temps. — L'expulsion de la cataracte est,
sans contredit, plus facile dans le procédé à petit lambeau combiné à l'iridectomie et dans celui de de Grœfe. Il
suffit de la moindre pression pour faire engager le cristallin dans la voie qu'on lui a ouverte, il sort pour ainsi
dire tout seul, sans avoir, ni à exécuter aucun mouvement
de bascule pour s'engager, ni à soulever l'iris, ni à franchir l'ouverture pupillaire.

Laissons de côté les méthodes à grand lambeau, où
cette extraction est laborieuse et pleine de dangers, à
cause de sa facilité d'être compliquée de prolapsus abon-
dant du corps vitré, et restons en présence des quatre
autres procédés: l'incision linéaire combinée, le petit lambeau combiné, le petit lambeau périphérique simple et
l'incision médiane simple de Lebrun.

Nous venons de dire que, dans les deux premiers, l'expulsion est très-simple; dans les deux seconds il faut appuyer davantage, exercer une pression au moins double
pour faire franchir à une cataracte dure le détroit pupillaire.

Dans le procédé de Lebrun surtout, il faut exercer les pressions avec méthode pour amener le bord du cristallin à s'engager dans l'ouverture. Mais si les deux premiers procédés ont cet avantage d'une issue pour ainsi dire sans le moindre effort, il ne s'ensuit pas que les deux autres offrent des difficultés sérieuses capables de nuire au succès opératoire.

Le procédé de de Wecker a cet inconvénient d'obliger l'opérateur à toucher l'iris et à en découvrir le cristallin, On sent, quoique l'incision cornéenne soit faite périphériquement et dans l'axe de sortie de la cataracte, qu'il faut beaucoup de délicatesse pour exécuter le quatrième temps. Dans l'incision médiane, on n'a pas à se préoccuper de l'iris ; il faut exercer une légère pression sur le segment supérieur de la cornée, déprimer l'inférieur de façon à faire entrebâiller un peu la plaie, et, comme l'iris a été fortement dilaté avec de l'atropine la veille de l'opération, le bord de la cataracte dure se trouve, par ce léger mouvement de bascule, juste au niveau de l'ouverture pupillaire et juste au niveau de l'incision.

Dans ces deux procédés, il peut survenir quelques complications pendant ce quatrième temps.

1° Dans le procédé de de Wecker, si l'expulsion ne pouvait s'effectuer, il faudrait faire l'iridectomie et continuer comme dans l'extraction à petit lambeau périphérique combinée. La rupture de la zone de Zinn, avant l'issue de la cataracte, n'a point d'inconvénient parce que celle-ci, engagée dans la pupille, s'oppose au prolapsus qui n'a lieu, en petite quantité du reste, qu'au moment où le cristallin s'échappe de la plaie ; l'iris, se réappliquant contre la face

postérieure de la cornée, s'oppose à l'écoulement ulté-
rieur. Tout se passe donc sans accident.

Dans l'extraction par l'incision médiane de Lebrun, la
rupture de la zone de Zinn avant ou après n'a, comme dans le
procédé précédent, aucun inconvénient et elle se comporte de la même manière. La seule complication sérieuse, c'est
la luxation de la cataracte. Il peut arriver qu'en faisant la
kystitomie d'une cataracte très-dure, dont les masses corticales soient également durcies, la pointe de l'instrument
appuyée trop vigoureusement s'implante dans la substance
cataracteuse durcie et la luxe en haut ; ou bien que les pressions expulsatrices inférieures, étant seules employées ou
trop énergiques, chassent le cristallin derrière l'iris. Il
faut dans ce cas faire porter la pression la plus forte sur
le segment supérieur de la cornée et la plus faible sur l'inférieur : le cristallin s'engage par son bord inférieur et
sort suivi ou non par un peu de corps vitré ; s'il y a prolapsus de l'humeur vitrée, il n'est pas nécessaire ensuite de
nettoyer la pupille, puisqu'il s'agit d'une cataracte dure
et que le corps vitré en sortant a suffisamment tout ba-
layé. On applique immédiatement le bandeau compressif
après instillation de quelques gouttes d'atropine. Tout
se passe sans autre inconvénient. Du reste, cette complication est excessivement rare si l'expulsion est pratiquée
après l'ablation du blépharostat avec les pressions exercées sur l'œil à travers les paupières.

La critique que nous venons de faire est basée, pour les
dernières méthodes, sur notre expérience personnelle.

Le procédé de de Grœfe (incision linéaire combinée),
le procédé à petit lambeau combiné, le lambeau périphé-

rique simple (procédé de de Wecker) et l'incision médiane ou procédé belge ont été tous quatre essayés par
nous et forment un total de soixante-huit opérations.
Les procédés auxquels nous donnons la préférence sont
l'extraction à petit lambeau combinée à l'iridectomie et
l'incision médiane simple de Lebrun ou procédé belge.
(Fig. 14.)

Cette dernière méthode d'extraire la cataracte a notre
préférence pour les motifs que nous avons discutés pré-
cédemment et qui peuvent être résumés ainsi : incision
facile à exécuter sans accident à redouter ; suppression
de l'assistance d'un aide, suppression de l'iridectomie ;
facilité de la kystitomie ; expulsion de la cataracte sans
crainte de prolapsus du corps vitré ; enclavement irien
très-exceptionnel auquel on peut s'opposer par la résection ; conservation de l'iris ; suppression du rôle important de l'éserine ; coaptation et cicatrisation régulières ;
guérison rapide.

Nous réservons la discision combinée, la dilacération
et l'extraction linéaire simple pour les cas particuliers
énoncés plus haut, auxquels ces méthodes s'appliquent,
car, pour la cataracte comme pour tout autre intervention
chirurgicale, l'opération doit varier suivant les conditions.

Voici comment se décomposent nos soixante-huit opérations de cataracte par extraction :

Procédé de l'incision linéaire combinée de de Græfe :

4 opérations, 4 succès, parmi lesquels :

1 enclavement de l'iris
1 prolapsus du corps vitré } sans suites fâcheuses.

Procédé du petit lambeau combiné à l'iridectomie :

52 opérations, 48 succès, 6 insuccès, parmi lesquels :

2 fois le malade s'est heurté l'œil : perte absolue.

3 prolapsus du corps vitré par indocilité du malade pendant l'opération : perte absolue.

1 nécrose du lambeau : perte absolue.

Parmi les succès, 3 opérations consécutives dont 2 iridotomies.

Procédé du lambeau périphérique simple de de Wecker :

1 opération, 1 succès, avec enclavement de l'iris dans la plaie.

Procédé de l'incision médiane simple (méthode belge) :

10 opérations, 9 succès, 1 insuccès.

Cette statistique, qui compte en définitive 7 insuccès sur 68 extractions, aurait pu être meilleure si les opérations avaient été pratiquées dans des conditions plus avantageuses. L'absence d'un service hospitalier et de toutes les ressources qu'il comporte, sous le rapport de la surveillance, du personnel, de l'éclairage, de l'outillage, etc., etc., la nécessité d'opérer tantôt sur un lit, tantôt sur un autre, presque toujours sans aide, toutes ces conditions désavantageuses pèsent sur le résultat final.

Après avoir exposé les motifs de nos préférences, nous ferons remarquer que les opérateurs, après bien des modifications, sont revenus presque à l'extraction exécutée en premier lieu par l'inventeur. Nous revenons au point de départ, avec cette légère différence que l'incision à **grand** lambeau est devenue un petit lambeau périphérique dans le procédé de M. de Wecker et un petit lambeau médian dans le procédé de Lebrun.

Combien il s'en est peu fallu que Daviel, du premier coup, traçât un manuel opératoire capable de donner d'excellents résultats et peu susceptibles de perfectionnement. S'il avait eu l'idée du couteau de Beer ou de celui de de Græfe, il aurait peut-être modifié son incision, mais son outillage très-imparfait ne lui permettait pas d'agir autrement qu'il ne procédait.

Cette étude sur les divers moyens d'opérer la cataracte n'a pas la prétention de vouloir influencer les opérateurs habiles, habitués depuis longtemps à un manuel opératoire, car un procédé même très-difficile, entre des mains très-exercées, donne d'excellents résultats. Notre travail s'adresse à ceux qui, voulant opérer, ont un choix à faire. Le procédé de l'incision médiane simple est, à notre avis, le plus facile, le plus simple, le plus sûr et le meilleur pour un début, surtout si l'on a bien soin d'obtenir la sortie du cristallin, après avoir débarrassé l'œil de la pince à fixation et du blépharostat, à l'aide de pressions supérieures et inférieures par l'intermédiaire des paupières.

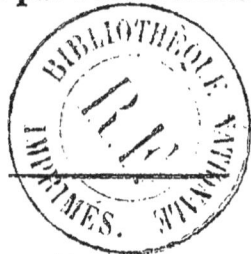

CONSIDÉRATIONS

SUR

L'ÉTAT MENTAL

DANS LE DIABÈTE

PAR LE

Dr Albert FASSY

ANCIEN INTERNE DES ASILES DE TOULOUSE ET DE CADILLAC

BORDEAUX

IMPRIMERIE G. GOUNOUILHOU

11, RUE GUIRAUDE, 11

—

1887